DES INDICATIONS

ET

DES CONTRE-INDICATIONS

DES

EAUX THERMALES

DANS LE TRAITEMENT DES

MALADIES DE POITRINE

Par le Dr Jules MASCAREL

Ex-interne lauréat des hôpitaux et de l'Ecole pratique de Paris,
Médecin en chef de l'hôpital de Châtellerault,
Médecin des épidémies,
Membre du Comité d'Hygiène et de Salubrité publique,
Correspondant de la Société de Chirurgie de Paris,
de la Société anatomique, de la Société de médecine légale,
de la Société d'émulation et de la Société d'hydrologie médicale,
de plusieurs Sociétés françaises et étrangères,
Lauréat de la Société nationale de médecine et de chirurgie
de Toulouse,
Chevalier de la Légion d'honneur,
Médecin consultant aux Eaux thermales du Mont-Dore.

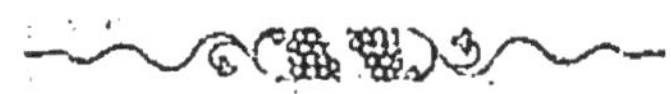

PARIS

J.-B. BAILLIÈRE & FILS

[LIBRA]IRES DE L'ACADÉMIE NATIONALE DE MÉDECINE

19, *rue Hautefeuille*, 19

1874

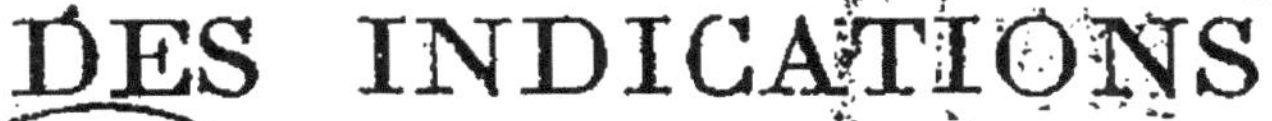

DES INDICATIONS
ET
DES CONTRE-INDICATIONS
DES
EAUX THERMALES
DANS LE TRAITEMENT DES
MALADIES DE POITRINE

Par le Dr Jules MASCAREL

Ex-interne lauréat des hôpitaux et de l'Ecole pratique de Paris,
Médecin en chef de l'hôpital de Châtellerault,
Médecin des épidémies,
Membre du Comité d'Hygiène et de Salubrité publique,
Correspondant de la Société de Chirurgie de Paris,
de la Société anatomique, de la Société de médecine légale,
de la Société d'émulation et de la Société d'hydrologie médicale,
de plusieurs Sociétés françaises et étrangères,
Lauréat de la Société nationale de médecine et de chirurgie de Toulouse,
Chevalier de la Légion d'honneur,
Médecin consultant aux Eaux thermales du Mont-Dore.

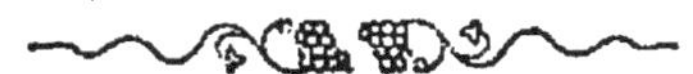

PARIS
J.-B. BAILLIÈRE & FILS
LIBRAIRES DE L'ACADÉMIE NATIONALE DE MÉDECINE
19, *rue Hautefeuille*, 19
1871

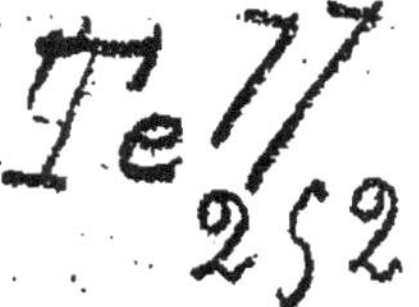

DES INDICATIONS ET DES CONTRE-INDICATIONS

DES

EAUX THERMALES

DANS LE TRAITEMENT DES

MALADIES DE POITRINE

> « Avant d'abandonner une maladie rebelle et de livrer un malade au désespoir, en le déclarant incurable, je voudrais tenter tous les moyens connus pour le guerir. »
>
> « Le bon sens, l'observation et l'expérience, sont les guides les plus sûrs dans la pratique de l'art. »
>
> (De Brieude, *Observations sur les Eaux thermales de Bourbon-l'Archambault, de Vichy et du Mont-Dore*, 1787.)

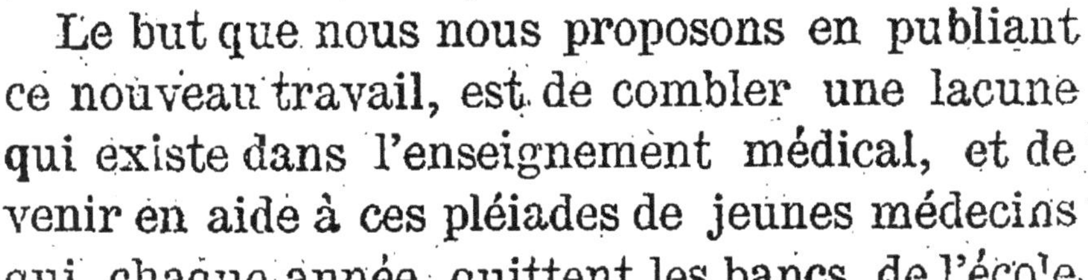

Le but que nous nous proposons en publiant ce nouveau travail, est de combler une lacune qui existe dans l'enseignement médical, et de venir en aide à ces pléiades de jeunes médecins qui, chaque année, quittent les bancs de l'école pour venir se fixer au sein de nos populations et leur apporter, dans leurs souffrances, le fruit de leurs études et de leurs méditations dans l'art si difficile de la pratique de la médecine.

Qui de nous, au début de sa carrière, en face de l'une de ces maladies rebelles à la thérapeutique la plus variée et la plus rationnelle, n'a pas éprouvé de difficultés lorsqu'il s'est agi de faire choix d'une eau minérale, dernière ressource de ces mille maladies chroniques qui attendent surtout le nouveau venu dans la pratique?

Ceux qui, comme nous, ont passé vingt-cinq ans à pratiquer à la fois la médecine urbaine et la médecine rurale, qui, comme nous, négligeant leurs propres affaires, ont consacré tout leur temps, toutes leurs veilles, tous les instants pour ainsi dire de leur vie, à porter les secours de leur art à la fois dans les hôpitaux, dans les prisons, dans les couvents, dans les manufactures, dans les sociétés de secours mutuels, dans les bureaux de bienfaisance, les pensionnats et les grandes administrations publiques, dans les plus bas fonds de la société comme sous les lambris dorés des plus hautes classes privilégiées, tous, nous savons les difficultés sans nombre qui attendent le jeune médecin au début de sa carrière. Or, c'est pour venir en aide à cette inexpérience et des hommes et des choses, que nous entreprenons ce travail, trop heureux si, en cherchant à éclairer les uns, nous fortifions les croyances des autres, et si nous méritons l'approbation de nos pères, de ceux qu'on est convenu d'appeler les princes de la science.

Le problème dont nous voulons aujourd'hui chercher la solution, est celui-ci :

Étant donnée une maladie de la poitrine, quelle est l'eau minérale qui lui convient le mieux ?

Lorsqu'on consulte les écrits qui ont été publiés sur les eaux minérales, et Dieu sait s'ils sont nombreux, un grand fait vous frappe tout d'abord : c'est que chaque source semble guérir toutes les maladies. Les expériences du professeur Scoutetten *(de l'Électricité considérée comme cause principale de l'action des eaux minérales*, Paris 1864) semblent aussi plaider en faveur de cette université d'action; mais nous verrons plus tard que rien n'est moins démontré.

Les Romains, ces conquérants du monde, attachaient la plus grande importance aux eaux minérales, témoins les monuments sans nombre que les fouilles pratiquées aux environs des principales sources thermales, nous révèlent encore tous les jours ; ils distinguaient déjà les thermes destinés à hâter la cicatrisation des blessures de leurs soldats, de ceux destinés, soit aux maladies de la peau, soit aux maladies internes. Mais les révolutions successives dont notre sol fut principalement le théâtre, en détruisant et les hommes et les choses, replongèrent les eaux thermales dans l'abandon et dans l'oubli.

L'empirisme et le scepticisme se disputèrent à l'envi la domination des sources minérales, les uns considérant leurs effets comme nuls, les autres leur faisant guérir toutes les maladies. Cet état de choses n'a pas duré moins de dix-huit cents ans ! Et ne trouvons-nous pas tous les jours çà et là quelques hommes instruits, fort recommandables d'ailleurs, qui tiennent le langage suivant à ceux dont la santé leur est confiée :

« Vous voulez aller aux eaux ? Allez où vous voudrez : toutes les eaux sont bonnes ; elles conviennent à ceux qui ont beaucoup de loisirs et de l'or à dépenser. Les eaux chaudes, vous dira un de ces mêmes hommes, pas n'est besoin de se déplacer, de faire de longs et pénibles voyages : faites chauffer tous les matins de l'eau de fontaine dans votre bouillotte, buvez cette eau et elle vous fera le même bien. »

Heureusement pour le bien de l'humanité, encore quelques années et l'on ne trouvera plus un homme sensé tenir un pareil langage.

Ce ne sera pas une des moindres gloires de la Société d'hydrologie médicale de France, d'avoir l'une des premières porté le flambeau de la lumière et de la clarté dans ce dédale de théories, de controverses, de panacées et d'empirisme pour tout ce qui a trait à l'action des eaux thermales. Recueillant avec un soin pieux tout ce que nous ont légué les princes de ces temps de féodalité médicale, où quelques hommes seuls possédaient les secrets de l'hydrologie, s'appuyant d'autre part sur les horizons nouveaux que viennent chaque jour nous dévoiler les sciences naturelles, et en particulier la chimie et la physique, la Société d'hydrologie médicale a abordé franchement le terrain de chaque source minérale. La microscopie, la spectroscopie, et les mille creusets de la chimie, tout est mis en œuvre pour pénétrer les profondeurs des mystères que recèlent les eaux minérales, avec le concours du *bon sens*, de l'*observation* et de l'expérimentation médicales.

Deux grands principes dominent toute cette thérapeutique nouvelle, à savoir : une modification générale exercée sur l'organisme entier et une action spéciale produite sur tels ou tels appareils, sur tels ou tels organes.

En effet, la plupart des eaux minérales relèvent, stimulent, fortifient, reconstituent les organismes, qu'ils soient en proie à une diathèse ou qu'ils soient minés par des médications intempestives. C'est là le fait le plus général, et qui nous donne la clef de toutes ces guérisons merveilleuses dont chaque source s'attribue la propriété. Presque toutes les diathèses sont modifiées chaque jour par les eaux les plus hétérogènes, sous le triple rapport chimique, physique et topographique. Mais à côté de cette action générale, il y a des effets locaux, disons le mot, une action spéciale, et c'est à bien déterminer la spécialité de chaque source que tendent tous les efforts de la Société d'hydrologie. Or, revenant au problème que nous avons tout à l'heure posé et dont nous cherchons la solution, deux grandes classes d'eaux minérales se présentent pour combattre les maladies dites de la poitrine, et celles de leurs accessoires, fosses nasales, arrière-gorge, larynx et trachée : les eaux sulfureuses d'une part et les bi-carbonatées sodiques mixtes et arsenicales d'autre part. Mais ce serait une grande erreur de croire que toutes les espèces d'eaux minérales qui appartiennent à ces deux grandes classes conviennent aux diverses maladies de la poitrine. Les eaux de Bilazay, celles de Laroche-posay, *sulfureuses* froides, ont une toute autre destination, aussi bien que celles de Néris ou de Vichy, *bi-carbonatées* chaudes. Il y a donc pour les unes comme pour les autres des différences et des distinctions essentielles à établir.

Parmi les stations sulfureuses, vers lesquelles avec juste raison tendent de plus en plus à s'établir les courants des maladies dont nous nous occupons ici, il faut citer : Enghien, Pierrefonds, Allevard, Levernet, Amélie-les-Bains, Cauterets, Eaux-Bonnes, Eaux-Chaudes et quelques autres moins fréquentées, telles que Saint-Sauveur, Escaldos, Thuez, Ax, Gréoulx, Guagno...

Pour les eaux alcalines, le choix est plus facile.

Après les stations d'Ems et du Mont-Dore, il n'y a plus à citer que quelques stations secondaires, comme Royat, qui pèche par la température et sur laquelle le temps est loin d'avoir suffisamment prononcé. C'est qu'en effet la grande classe des alcalines s'adresse moins aux maladies de la poitrine qu'à celles de l'abdomen. Leur centre d'activité, et par conséquent d'indications, est, dans cette grande cavité, bornée : en haut, par le colon transverse, l'estomac, le pylore et le pancréas ; en bas, par le rectum et la vessie ; chez l'un, la prostate ; chez l'autre, l'utérus, les ovaires et leurs annexes ; à droite et en haut, par le foie et la vésicule biliaire ; à gauche et en haut, par la rate ; à droite et en dehors, par le cœcum et le rein ; à gauche et en dehors, par le rein et le colon descendant ; au milieu enfin, par le volumineux paquet intestinal. Faites irriguer toutes les parties de ce vaste département par les eaux alcalines, et à la tête de ces eaux il faut placer Vichy, Carlsbad, Ems, et partout où se trouvait l'affection chronique partout vous porterez la fertilité, je voulais dire la vitalité, c'est-à-dire le calme et la vie dans le jeu régulier des fonctions.

Ainsi donc, voilà un premier fait acquis à la science, à savoir : que tous les états organopathiques qui sont situés au-dessous du diaphragme, sont en général du ressort des eaux alcalines, tandis que ceux qui sont situés au-dessus de cette cloison curviligne, et qui forment comme la base de cet autre département qu'on appelle la poitrine, réclament à la fois et les eaux sulfureuses et les eaux alcalines. C'est ici que commencent à surgir les difficultés ; car si toutes les sulfureuses, chaudes ou froides, sont conviées aux irrigations de la région, parmi les alcalines, il n'en est qu'un petit nombre, telles que Ems et le Mont-Dore, qui jouissent de ces heureux priviléges.

Circonscrite dans ces limites, la question des eaux minérales appliquées à la cure des maladies de la poitrine est déjà bien simplifiée. Cependant, pour les esprits sévères et peu habitués aux contradictions de la thérapeutique, l'on se demande tout d'abord comment il arrive que deux médicaments aussi dissemblables que le soufre et le bicarbonate de soude, qui font la base des eaux dont nous venons de parler, trouvent leurs indications dans les mêmes maladies.

L'observation et l'expérience éclairées par le bon sens répondent à cette interpellation, et cela nous suffit ; il nous reste à déterminer dans quelles limites et dans quelles proportions les sulfureuses et les alcalines concourent à ce résultat. Telle est la partie la plus difficile de notre tâche.

Et d'abord, toutes les fois qu'il s'agit d'administrer un médicament au malade, il y a à faire le choix de ce médicament, saisir à la fois son application et son opportunité ; car si tout le monde sait que le quinquina coupe la fièvre, que le soufre tue l'acarus de la gale, est-ce que pour cela tout le monde sait guérir la fièvre et détruire la gale ! Le médecin seul a ce privilége ; j'entends le médecin honnête et consciencieux, heureusement doué du ciel de quelques qualités indispensables et qui se résument dans ces deux mots : *le feu sacré* de la profession, qualités développées par des études de tous les jours, péniblement et laborieusement suivies, épurées dans le silence de la réflexion et de la méditation. Alors on comprend parfaitement comment telle méthode de traitement dirigée contre la même maladie et sur le même malade, échoue entre les mains de celui-ci et réussit complètement dans les mains de celui-là. C'est qu'il n'est pas plus donné aux médecins d'être médecins qu'aux avocats d'être avocats, d'être artistes. Ne cherchons pas dans un autre ordre d'idées les raisons qui font que telle eau minérale est d'un effet nul ou même nuisible, lorsque tout faisait présager qu'elle devait produire les meilleurs effets. Les médications ne sont rien, l'opportunité et l'application sont tout.

Dans les considérations que nous venons d'exposer sur le choix d'une eau minérale, il en est une qui doit primer toutes les autres; je veux parler de la nature des maladies. Or, qu'est-il besoin d'ajouter que si sur ce point la science a beaucoup fait, il reste encore beaucoup plus à faire ; et pour ne parler que d'une seule maladie, la phthisie, qui résume en elle toutes les maladies de la poitrine, il a fallu plus de dix-huit siècles pour que nous apprenions à la reconnaître sur le vivant : nous avons nommé Laënnec, dont la gloire dépassera toujours celle des glus grands capitaines. Comme cause physique de la maladie, cet homme de génie nous montre le tubercule, ce corps amorphe, sphéroïdal, d'un blanc sale jaunâtre, venant d'on ne sait où, éclore dans le parenchyme du poumon, quelquefois même dans sa double enveloppe. Comparant le tubercule au cancer, Laënnec et toute son école nous les présentent comme deux individualités morbides, parcourant au sein de l'organisme vivant leurs différentes phases d'évolution, d'accroissement et de déclin. Dans ces dernières années, les médecins d'outre-Rhin ont cherché à saper cette doctrine, en admettant deux espèces de phthisie : la phthisie caséuse et la phthisie granuleuse ; mais tous leurs efforts n'ont abouti qu'à démontrer une fois de plus que le tubercule est *un*, qu'il est *lui-même;* il varie dans sa forme suivant qu'il prend naissance sur les muqueuses, sur les séreuses, dans les ganglions lymphatiques ou dans les parenchymes viscéraux ; et alors variété dans ses évolutions, ses symptômes, sa marche, sa thérapeutique et sa terminaison très-lente ou très-rapide, suivant une foule de circonstances inhérentes à l'âge, au sexe, au tempérament, aux conditions sociales, à la nationalité, au climat, etc., etc.

Ces nouveaux esprits chercheurs ne se contentent plus de ces belles études, et au lieu de consacrer leurs veilles à pénétrer la nature du cancer, qui, jusqu'à ce jour, a conservé sous ce rapport le secret de ses mystères, ils se proclament novateurs et érigent en principe que le tubercule n'est pas une maladie qui commence, mais bien une maladie qui finit. Par toutes sortes d'artifice de langage, ils arrivent à proclamer ce qui pour eux est une autre vérité, à savoir : que *la phthisie pulmonaire n'est pas héréditaire (Annales de la Société d'hydrologie, 1863-1864)*. Toute la pathologie se résume en un seul mot : la diathèse, qu'ils subdivisent en trois parties : la diathèse arthritique, herpétique et syphilitique; la tuberculose est le produit de celle-ci ou bien elle résulte de la métamorphose de celles-là, ou bien encore du tissage, c'est là leur expression, de la dartre avec le rhumatisme. Toutes ces théories, savamment élaborées dans le silence du cabinet, s'évanouissent aussitôt qu'elles sont mises en présence des faits. Et s'il en était autrement, qui ne prévoit la destruction irrésistible, et dans un très-court délai, du genre humain tout entier, par la phthisie pulmonaire. Sans parler de la physiologie et de la pathologie comparées, qui s'insurgent contre de pareilles conceptions de l'esprit, il suffit de jeter les yeux sur l'espèce humaine, de l'étudier sur tous les points qu'elle occupe sur la planète, dans les vallées, les plaines ou les montagnes, de l'examiner de la base au sommet. Qu'elle soit oisive ou travaillante, dans la ville, le village, le hameau, la chaumière ou la hutte, trouverez-vous une seule famille dont un ou plusieurs membres ne soient atteints du rhumatisme ou de la dartre? Ici les faits se pressent les uns sur les autres et encombrent la voie; bornons seulement à citer deux exemples.

Il y a au centre de l'Auvergne, dans la commune du Mont-Dore, environ 1,200 habitants;

chaque année, depuis quatorze ans, nous sommes appelés à donner nos soins à toute cette population, riche ou pauvre, et nous en sommes encore à constater un seul cas de tuberculose. Ce fait capital n'a point échappé à la sagacité du grand esprit observateur de Michel Bertrand, car il le signale dans ses œuvres. « Je n'ai jamais vu, dit-il, de phthisique parmi les habitants du Mont-Dore. » Quant à l'arthritisme, l'herpétisme, il se trouve à toutes les portes; à tel point que nous sommes à nous demander s'il y a un seul Auvergnat qui soit exempt de rhumatisme. Et quand on réfléchit, c'est le contraire qui devrait étonner dans un pays restant souvent trois ou quatre mois englouti sous la neige, ébranlé sans cesse par les commotions électriques, quelquefois par les tremblements de terre, et soumis dans la même journée à toutes les variations de la température. Or, suivant le dicton populaire qui dit qu'en Auvergne il n'y a *ni homme ni femme,* ce qui est encore un peu vrai en plein XIXe siècle, les habitants se tassant les uns sur les autres dans les mêmes chambrées, surtout à l'époque de l'affluence des voyageurs, quelles meilleures conditions pour le tissage de l'arthritisme et de l'herpétisme, donnant pour produit le tubercule.

Autre fait. Les grandes industries de chemins de fer comptent deux grandes classes d'employés, les agents de service sédentaire et ceux du service actif. Parmi ces derniers, il y a la catégorie dite des poseurs, employés exclusivement aux travaux d'entretien et de réfection de la voie. Ces hommes passent 12, 15 et quelquefois 17 et 18 heures dehors, exposés pendant l'année entière à toutes les vicissitudes atmosphériques, tantôt sous des tunnels glacés, tantôt dans des tranchées sablonneuses brûlées par le soleil; ils n'ont en général que peu ou point d'abri, si ce n'est une peau de chèvre pour les garantir du froid et de la pluie (nous parlons de la Compagnie d'Orléans, à laquelle nous sommes attaché comme médecin depuis dix-huit ans). Or, ces hommes-là ne sont presque jamais malades, et lorsqu'ils le deviennent, toutes leurs maladies se résument dans le mot *arthritisme*. Comptent-ils, pour cela, beaucoup de phthisiques? Consultez les tableaux statistiques, si savamment dressés par notre médecin principal, M. le docteur Gallard, vous en trouverez à peine quatre, et le plus souvent encore de cause héréditaire, quatre poseurs morts de la phthisie, notons bien le fait, et cela pendant combien de temps? P[illegible]e période de sept ans, de 1858 à 1864; tandis que, pendant la même période de temps, les autres employés, quoique bien moins nombreux que les poseurs, ne comptent pas moins de cent trois décès par la phthisie sur un personnel de 20,000 employés. Le travail des bureaux, voilà ce qui engendre la phthisie; nous ne connaissons pas d'arguments plus péremptoires contre la théorie nouvelle de l'évolution des tubercules, et de preuves plus décisives en faveur du travail en plein air, malgré l'influence de toutes les intempéries non-seulement des saisons, mais encore de chaque jour. Non, non, l'arthritisme et l'herpétisme, qu'ils soient tissés ou séparés, ne donnent pas plus naissance à l'hyperplasie tuberculeuse, qu'ils n'engendrent l'asthme ou l'emphysème, comme on le prétend encore. C'en serait fait du genre humain. Personne n'ignore que la tuberculose est inconnue chez les espèces qui vivent à l'état sauvage, mais qu'on la fait naître à volonté chez ceux qui sont élevés en domesticité, témoins les singes qui arrivent au Jardin-des-Plantes; les vaches maintenues récluses à l'étable, les chiens élevés en liberté dans les caves, bien nourris, mais privés de la lumière (expérience de M. Coste, etc., etc.). L'observation démontre chaque jour que tout homme placé dans les mêmes conditions prend la même maladie. Vous ne la trouverez pas plus chez les cantonniers, les gardes champêtres, chez les conducteurs de voiture que dans les armées en campagne; mais bien dans les casernes, comme elle est dans les bureaux des grandes compagnies industrielles, dans les manufactures, dans les populations tassées des villes; peu ou point chez le cultivateur qui est souvent visité par la dartre et plus souvent encore le rhumatisme. Choisissez un bon milieu ambiant, pratiquez religieusement une bonne hygiène, et la tuberculose, le fléau dont on nous menace de toutes parts, disparaîtra pour toujours.

Les eaux minérales appartiennent à l'hygiène; c'est donc à faire un bon choix de ces eaux, suivant les états organopathiques de notre être, que nous devons maintenant nous appliquer.

Dans le choix d'une eau minérale il y a toujours deux choses à prendre en considération : 1° Le médicament représenté par l'eau; 2° les moyens balnéaires dont dispose l'établissement et qui peuvent centupler la puissance d'action du remède.

Or, devons-nous le dire tout d'abord, sous

peine d'être taxé de partialité ; la critique d'ailleurs appréciera si nous sortons une seule fois des voies de la vérité; c'est que de tous les établissements qui s'occupent du traitement des maladies de la poitrine, il en est peu qui soient si heureusement et si habilement dotés sous tous les rapports que l'établissement des eaux du Mont-Dore.

1° Eaux abondantes produites par sept sources toutes minérales, d'une température variant de 12 à 45° centigrades ;

2° Bains-marie, dont on peut fixer le degré de chaleur, et qui se conservent tels;

3° Bains dans les sources mêmes (bains Saint-Jean), depuis 40 jusqu'à 44° centigrades, dans des cases séparées, avec dégagement abondant de gaz oxygène, d'acide carbonique et d'une petite quantité d'azote, avec ou sans douches, suivant les indications;

4° Pédiluves dans les sources mêmes ;

5° Baignoires avec ou sans douche ascendante, descendante, en arrosoir ou à piston, dont on peut à volonté graduer la température;

6° Salle de pulvérisation complète;

7° Etuves parfaitement organisées pour les douches de vapeur d'eau minérale ;

8° Eau en boisson, en gargarisme, en injection;

9° Vaporarium ou salle d'inhalation, créée pour la première fois en 1832, par Michel Bertrand, inhalation qui a si promptement accru la réputation des eaux du Mont-Dore, que tous les établissements se sont empressés de l'imiter, mais avec des résultats bien divers, ainsi que nous le dirons plus loin. Ces vapeurs, que quelques esprits superficiels considéraient comme exclusivement composées de molécules d'eau, contiennent, d'après les recherches du baron Thénard, à peu de chose près, tous les sels ordinaires de l'eau prise à la source. Tout récemment, 1863, ces recherches viennent en tout point d'être confirmées par les analyses de l'habile chimiste Lefort, délégué à cet effet par la Société d'hydrologie. Ce savant, armé du nouvel instrument qui manquait à ses devanciers, du spectroscope, non-seulement retrouve les mêmes quantités d'arsenic pondérées par Thénard, et la plupart des mêmes sels projetés par la vapeur forcée, mais aussi trois métaux nouveaux : le *cæsium*, l'*iridium* et le *rubidium*.

A Allevard, à Cauterets, à Eaux-Bonnes et ailleurs, on s'est empressé, dans ces dernières années, d'imiter le Mont-Dore, de créer des salles d'inhalation. Mais qu'est-il arrivé? C'est qu'en chauffant l'eau sulfureuse, on a décomposé les sulfures, et donné naissance au gaz hydrogène sulfuré, gaz aussi irritant pour les bronches qu'il est impropre à la respiration. Ces salles n'existeraient déjà plus, si le docteur Sales-Girons n'était venu à leur secours, en inventant son pulvérisateur, appareil qui permet de poudroyer l'eau sans qu'on soit obligé de la faire chauffer. Il n'est pas besoin d'insister davantage pour montrer la supériorité de l'établissement d'Auvergne, où l'on peut dire que les maladies de la poitrine sont traitées médicalement et chirurgicalement, sous la puissante influence des douches de vapeur d'eau minérale et des douches liquides installées d'une façon irréprochable.

Ces considérations une fois établies, le jeune médecin ne manquera pas de nous adresser les questions suivantes : A quels caractères reconnaîtrons-nous que tel malade doit être envoyé plutôt aux Pyrénées qu'en Auvergne, de préférence à Pierrefonds, à Allevard, à Enghien, à Amélie-les-Bains, à Saint-Sauveur ou à Eaux-Bonnes?

Tout le monde sait, depuis Galien et avant

Galien, que le soufre est l'antidartreux par excellence ; c'est un irritant spécial des membranes tégumentaires, le modificateur le plus puissant des affections médicales et chirurgicales de la peau, d'où le nom d'eau de l'*Arquebusade* donné aux Eaux-Bonnes. Aussi toutes les sulfureuses ont-elles un vaste champ d'exploitation, puisqu'elles s'adressent à l'organe du corps de l'homme le plus étendu en surface. Baréges, Bigorre, Luchon, St-Honoré, Le Vernet, Amélie-les-Bains, Cauterets, Saint-Sauveur, l'eau de l'Arquebusade, et beaucoup d'autres sulfureuses, sont visitées chaque année par des milliers d'herpétiques, de syphilitiques, d'écrouelleux, d'ulcérés et de blessés, et, le plus souvent, avec les plus grands avantages pour tous ces malades.

On prévoit tout de suite que les natures très-sanguines aussi bien que les natures très-nerveuses se trouvent fort mal d'une pareille médication. Ceci nous conduit à l'étude des tempéraments, ce mot à peu près effacé de la langue médicale actuelle, et remplacé par celui de diathèse. Mais, dans l'impossibilité où nous sommes de reconnaître une diathèse à son début, et d'être bien fixé sur la nature de telle ou telle maladie, étude qui laisse tant encore à désirer sous ce rapport, l'un des meilleurs critérium pour se décider dans le choix d'une eau minérale, c'est l'appréciation toujours facile du tempérament du sujet, combinée avec celle de telle ou telle diathèse, dans laquelle il est ou il a été en puissance.

Or, tandis que les sulfureuses repoussent les constitutions nerveuses ou pléthoriques, Royat et le Mont-Dore les acceptent avec empressement. Il en est de même des tempéraments mixtes, qui se trouvent d'autant mieux de l'influence de ces dernières eaux qu'il s'y joint la diathèse arthritique avec ou sans ses dépendances, la goutte ou la gravelle. Passons maintenant à l'étude spéciale de chacune des maladies de l'appareil respiratoire.

A. — Le Coryza.

Bretonneau, il y a plus de vingt-cinq ans, est le premier qui nous ait appris la manière de guérir cette indisposition, qui devient parfois une infirmité, ainsi que nous en avons rapporté plusieurs exemples dans un mémoire spécial (voyez *des Effets des eaux du Mont-Dore dans le traitement du coryza et de l'aphonie*. Paris, 1862). L'eau du Mont-Dore seule jouit de cet heureux privilége, que la maladie soit idiopathique, qu'elle soit ou qu'elle ne soit pas greffée sur une diathèse; preuve évidente de l'action incontestable de cette eau sur la membrane muqueuse des voies aériennes. « Demandez-moi pourquoi? disait Bretonneau à cette occasion, je vous répondrai : *Je n'en sais rien.* »

B. — Pharyngite granuleuse.

Cette maladie, entrée d'hier dans les cadres nosologiques, laisse encore beaucoup à désirer sous le triple rapport de son élément anatomique, de son apparente bénignité et de sa résistance aux médications ordinaires. Chomel d'abord, M. Guéneau de Mussy ensuite, l'ont rattachée à la diathèse herpétique et ont pensé conséquemment à la détruire par les sulfureuses. A quelques apparences de succès ont succédé un plus grand nombre d'insuccès, et aujourd'hui encore cette affection fait parfois le désespoir des malades aussi bien que celui des médecins. C'est qu'en effet diverses causes paraissent lui donner naissance. Il est vrai que dans un certain nombre de cas elle est une manifestation ou une transmutation de l'herpétisme, et alors les follicules muqueux de l'arrière-fond de l'isthme du gosier ont atteint un développement extraordinaire, tantôt sous forme de traînées dans les gouttières pharyngiennes, tantôt sous forme de corpuscules isolés, disposés çà et là sur la paroi pharyngienne en un volume variant depuis celui d'un grain de millet jusqu'à celui d'un gros grain de chènevis, et même davantage.

Il n'est pas rare de rencontrer cet état hypertrophique sans que les malades éprouvent la moindre incommodité, comme il arrive aussi que la pharyngite granuleuse peut exister sans hypertrophie, *sine materia*, ou bien sous un état tellement peu accentué qu'on ne penserait même pas à la maladie si le malade n'en accusait les symptômes. Ceux-ci consistent habituellement dans un chatouillement, une gêne, une sensation bizarre fort désagréable éprouvée dans l'arrière-gorge et mal définie par le malade lui-même ; elle s'accompagne le plus ordinairement d'une altération de sécrétion des cryptes muqueux, ainsi que d'un affaiblissement dans le timbre de la voix, affaiblissement qui se produit lorsqu'il y a déjà dix, douze ou quinze minutes que le malade a commencé à parler. Dans certains cas, les variations brusques de température, le temps orageux, exaspèrent cet état au point de rendre la vie insupportable, ainsi que nous en avons récemment vu un exemple chez un célibataire, âgé de cinquante-trois ans, ancien sous-préfet pendant vingt-deux ans consécutifs, grand parleur, et d'une constitution sanguine et nerveuse. Bien des faits nous autorisent à penser qu'il y a autre chose qu'une simple lésion de nutrition, qu'une simple hypertrophie des follicules mucipares, d'abord parce que chez certains malades la marche de l'affection est intermittente : celle-ci se développe exclusivement pendant la saison froide, ou bien, ce qui est rare, seulement pendant l'été, et surtout pendant les temps orageux. Nul doute que dans ces derniers cas il ne s'agisse d'une névrose des branches nerveuses qui se distribuent dans le pharynx ou bien d'une influence arthritique.

Lorsqu'on soupçonne la diathèse herpétique et que le sujet n'est ni très-sanguin ni très-nerveux, les sulfureuses sont indiquées. Dans tous les autres cas, les eaux du Mont-Dore triompheront presque toujours, à la condition que les malades veuillent bien se soumettre à toutes les exigences du traitement thermal, qui doit ici, en raison de l'ancienneté et de l'opiniâtreté de la maladie, être employé dans toute sa rigueur pendant deux, trois ou quatre saisons. C'est en procédant ainsi que nous sommes parvenu à guérir notre ex-sous-préfet dont nous avons parlé ; c'est encore de cette manière que nous avons délivré de cette affreuse affection une jeune dame étrangère à la France qui avait inutilement suivi de longs traitements de toute sorte et avait passé successivement une saison à Ems et deux autres aux Eaux-Bonnes sans que la maladie fût en quoi que ce soit modifiée, tandis que trois saisons consécutives au Mont-Dore en ont complètement triomphé. Cette année encore, nous avons revu cette dame ; non-seulement il n'y a plus trace de granulations au pharynx, mais tous les accidents ont disparu.

C. — **Hypertrophie des amygdales.**

Depuis que l'habile inspecteur de Luchon, nonotre ami le Dr Lambron, nous a appris que ses eaux guérissaient l'hypertrophie des amygdales, nous nous sommes livré au Mont-Dore à des expériences de même nature, et nous ajoutons que le succès a couronné nos efforts. L'époque n'est pas éloignée où l'amygdalotomie sera abandonnée, où le fer sera remplacé par l'eau ; car au Mont-Dore, comme à Luchon, on fait rentrer les amygdales dans leurs loges sous la double influence de douches combinées et méthodiquement appliquées. Nous venons encore d'obtenir ce résultat, mais pour une amygdale seulement, la durée du traitement ayant été inférieure à vingt jours, sur deux jeunes enfants, une petite fille de neuf ans et un garçon de treize ans.

D. — **Laryngite, Trachéite, Dilatation bronchique.**

Enghien, Allevard, Pierrefonds, Saint-Honoré-les-Bains, Saint-Sauveur, Cauterets, Eaux-Bonnes et le Mont-Dore sont indiqués, et comme dans l'état actuel de la science nous n'avons pas de guide plus sûr que la prise en considération du tempérament du malade, on le dirigera, suivant ce que nous avons dit plus haut, soit vers les sulfureuses froides et faibles, soit vers les sulfureuses chaudes et fortes, soit vers le Mont-Dore; que si vous avez affaire à une aphonie, sans ulcération des cordes vocales ni tumeur dans la région, ou bien à une bronchorrhée, suite de dilatation des bronches, ce n'est ni avec quelques doses fractionnées d'eau comme à Eaux-Bonnes, ni avec quelques pulvérisations plus ou moins froides que vous triompherez, mais bien au Mont-Dore, avec les vapeurs du vaporarium et les demi-bains dans les cuves à

40 et 45° centigrades, avec leurs gaz oxygène, azote et acide carbonique, et qui font que la peau du baigneur, au sortir de ces puissantes sources, présente un aspect tricolore : le visage est rouge, le tronc est blanc, et tranche, par une ligne de démarcation comme géométriquement tracée, avec toute la portion immergée du corps qui est d'un rose vif. Que de voix perdues ou voilées ont repris en quelques jours, en quelques semaines leur état physiologique dans ces bains Saint-Jean qui composaient autrefois tout le petit arsenal du Mont-Dore.

E. — Bronchite aiguë, subaiguë et chronique.

Le plus ordinairement on n'arrive jamais aux eaux thermales dans un état aigu de maladie. Cependant, ici comme ailleurs, il peut apparaître tout d'un coup. Or, nous avons reproduit, dans un mémoire intitulé *l'Etat fébrile est-il la contre-indication des eaux du Mont-Dore* (Paris, 1863), des faits extrêmement curieux qui attestent tout le bien qu'on peut retirer de la puissante médication révulsive. Dans ce mémoire, nous rapportons le fait d'une nièce de feu M. de Lamartine, mère de famille âgée de 44 ans, qui, ayant contracté une pleuro-pneumonie aiguë, était hors de danger le septième jour, par suite du traitement thermal. Il en est de même d'un certain nombre de bronchites aiguës, à la condition qu'elles ne soient point tuberculeuses. C'est donc encore là un privilége des eaux du Mont-Dore, qui ne saurait lui être disputé ni par Ems ni par Royat, et bien moins encore par Cauterets, Saint-Sauveur ou Eaux-Bonnes.

Parcourez, en effet, toutes les stations thermales de l'Europe, et vous ne trouverez pas un seul médecin qui ose attaquer une fluxion de poitrine suraiguë par une eau thermale quelconque; or, ce qui est impossible ailleurs est facile au Mont-Dore, non-seulement par suite de l'installation balnéaire, mais à cause de la composition chimique, physique et organique de ces sources dites de Saint-Jean et sans similaires, c'est-à-dire sans rivales considérées à ce dernier point de vue. Partout et toujours les médecins hydrologues vous diront : Nous ne voulons pas des états fébriles.

Quant aux diverses formes de bronchite chronique, les eaux d'Auvergne sont encore indiquées, à l'exclusion des autres, si le tempérament sanguin est en excès. Cauterets, Amélie-les-Bains, Eaux-Bonnes, Bigorre, Luchon, St-Honoré produisent d'excellents effets dans les formes catarrheuses de la bronchite avec ou sans complication d'herpétisme, chez les sujets dont la fibre molle et décolorée a besoin d'être tonifiée et excitée. Les bronchites mixtes qui ne sont ni nerveuses ni catarrhales, se trouvent très-bien des sources sulfureuses froides de la catégorie de celles d'Enghien.

F. — Pleurésie chronique avec ou sans épanchement.

Si la pleurésie chronique et sèche peut indifféremment être traitée un peu partout, il n'en est pas de même en face de la pleurésie chronique avec épanchement. Les étuves, les douches de vapeur minérale, combinées avec les douches liquides *loco dolenti*, les demi-bains Saint-Jean et les inhalations du vaporarium du Mont-Dore, voilà l'ensemble des moyens balnéaires qu'il faut avoir à sa disposition pour triompher de ces redoutables maladies, lorsque toute la thérapeutique la plus rationnelle a échoué, que l'épanchement n'est pas double et qu'il ne remplit pas la totalité de la cavité pleurale. Le premier exemple de guérison que nous ayons vu, c'est sur la femme d'un notaire, âgée de 56 ans, affectée d'emphysème à gauche depuis six mois, avec émaciation extrême, dyspnée œdème des membres inférieurs, fièvre intermittente le soir, et que nous avions confiée aux soins de M. Bertrand fils, il y a dix-huit ans. Non-seulement la malade s'est rétablie par trois campagnes successives aux eaux du Mont-Dore, mais aujourd'hui sa santé ne laisse absolument rien à désirer.

G. — Pleuro-pneumonie chronique.

Ce que nous venons de dire de la pleurésie chronique avec épanchement s'applique de tous points à l'induration pulmonaire chronique, fort rare dans la pratique, mais fort répandue au Mont-Dore. Il faut des agents perturbateurs et énergiques, exercés pendant plusieurs septenaires, pour combattre ces affections en général mal connues des praticiens. Toutes les eaux qui embrassent dans le champ de leur action les maladies des voies respiratoires, peuvent bien, par leur action stimulante générale et commune à toutes, réveiller les fonctions de l'organisme et ouvrir les voies de l'absorption et de la nutrition ; mais qui ne saisit tout de suite combien cette action revivifiante générale est puissamment secondée par les agents balnéaires nombreux que renferme l'établissement d'Auvergne? C'est sous l'influence des salles d'inhalation et non de pulvérisation, que vous voyez apparaître dans les alvéoles de ces lobes pulmonaires chroniquement engorgés, le *rhuncus crepitans redux,* ce râle crépitant fin, dit de retour, qui se produit ordinairement du neuvième au quinzième jour de la cure, pour s'effacer ensuite spontanément quinze, vingt ou trente jours plus tard.

H. — Phthisie tuberculeuse.

Que n'a-t-on pas dit, que n'écrit-on pas encore tous les jours sur cette terrible maladie! A peine Laënnec nous avait-il appris à la connaître, qu'un immense cri d'alarme est proféré : « Incurables sont les tubercules pulmonaires, s'écrie-t-on de toutes parts, médecins, malades et hommes du monde! » C'est qu'en effet, en présence des affreux désordres révélés dans les parenchymes pulmonaires, en présence de cette décomposition et ramollissement de tissu de ces cavités anfractueuses, hideuses et puantes, baignées de sanie purulente et corrompue, il était difficile de croire à une réparation de tissu, à une cicatrisation des poumons. Aussi l'incurabilité de cette maladie a-t-elle régné longtemps et règne-t-elle encore dans l'esprit de beaucoup de médecins, et il n'a fallu rien moins que les laborieuses recherches des cliniciens, habitués à pratiquer tous les jours des autopsies cadavériques, pour démontrer que, dans bien des cas, la nature, plus puissante que l'art, savait opérer des guérisons. Ces vérités ne sont plus aujourd'hui contestées, si ce n'est par quelques esprits obstinés ennemis de tout progrès, et qui, n'inventant et ne découvrant rien, ferment les yeux à l'évidence, tant il est vrai qu'il en coûte toujours d'apprendre et d'abandonner de vieux errements. La curabilité étant une fois admise pour l'honneur des médecins et pour le bonheur de l'humanité, quand, comment, dans quelles conditions s'opère la guérison des tubercules pulmonaires?

Pour nous comme pour beaucoup d'autres médecins, le tubercule est l'analogue du cancer. Ce n'est point une maladie qui finit, mais bien une maladie qui commence, et qui prend ses racines non dans une permutation, une transformation d'une autre maladie, ou bien par suite de la combinaison de deux ou de plusieurs diathèses, mais qui sort d'une nutrition déviée de ses voies naturelles; c'est, comme l'a si bien dit M. Mandl, une exsudation plastique, et, comme telle, susceptible de disparaître par les seuls efforts de la nature, entraînée dans les mille canaux de l'absorption, et éliminée comme tous les autres produits de même nature.

La viciation de nutrition, viciation résultant plus encore du mauvais état de l'air que de l'alimentation, voilà la loi fondamentale qui préside à la germination et à l'évolution du tubercule. D'autres ont décrit avec le plus grand soin les divers modes de guérison et de cicatrisation des cavernes pulmonaires. Nous ne nous y arrêterons pas. Une fois admise la lésion de nutrition comme cause génératrice de la maladie, l'on conçoit facilement que c'est à ramener cette nutrition dans ses voies normales que doivent tendre tous les efforts de l'homme de l'art. Or, l'hygiène se présente en première ligne pour obtenir ce résultat, et au second plan les eaux minérales. Le choix se partage aujourd'hui entre les sulfureuses et certaines eaux alcalines. Parmi celles-ci, on a compté Ems et le Mont-Dore ; mais l'expérience n'a pas tardé à démontrer qu'Ems est mortel pour les phthisiques, et ce n'est pas sans quelque étonnement que nous avons vu récemment un de nos confrères en hydrologie parler encore de cette station au sein d'une société savante et écrire qu'on pouvait envoyer des poitrinaires à Ems. Que ceux qui, oubliant nos malheurs, seraient tentés d'imiter ce dangereux appel, aient sans cesse présent à l'esprit ces mémorables paroles : « Le docteur Spingler, médecin aux eaux d'Ems, croit devoir rapporter la plus grande mortalité observée pendant quelque temps dans cette station thermale aux idées fausses qu'on avait répandues sur la vertu curative de ces eaux dans la phthisie ; les malheureux tuberculeux qui s'y sont rendus ont succombé, dit-il, en assez grand nombre pendant ou peu après le traitement. » Quant aux sulfureuses, leur dénomination d'eaux de l'Arquebusade prouve surabondamment quelles étaient alors leurs propriétés ; et il n'a fallu rien moins que les grandes figures des Bordeu, des Darralde, pour les faire intervenir dans la cure de la maladie dont nous nous occupons. Et si nous consultons, par exemple, les Bordeu, qui sont considérés, à juste titre comme les prophètes et les législateurs de ces naïades, que disent-ils, et après eux les Darralde, les Cazenave, etc., etc. ? Tous, sans exception, proclament que les eaux sulfureuses sont des agents de *substitution*, qu'elles agissent toujours et invariablement en faisant passer la maladie de l'état chronique à l'état aigu, et l'on espère ainsi nous convertir à l'efficacité de cette thérapeutique en face de la phthisie ! Quoi ! pour guérir des tubercules, vous allez mettre en action ce qu'il y a de plus propre à provoquer de nouvelles éruptions ! Pourquoi ne pas imiter la sage réserve des Bordeu, que nous nommerons toujours avec plaisir ? *Jai vu,* dit T. Bordeu, *six sujets attaqués d'ulcères aux poumons que les Eaux-Bonnes ne purent garantir de la mort. Dans les uns, elles augmentèrent les crachats ; elles les diminuèrent dans les autres. Certains éprouvèrent les premiers jours du traitement un soulagement funeste, un mieux marqué suivi ensuite d'accidents plus grands.* » (Recherches sur les maladies chroniques. Obs. CXXVII, 184. Cazenave.)

Ainsi proscrit par les Bordeu dans le traitement des maladies organiques de la poitrine, le soufre vient de recevoir sa dernière condamnation par le congrès médical, international et universel de Paris de 1867. Ce sénat de la science, composé des hommes les plus éminents venus des quatre coins de l'univers, comme nous il proclame encore que c'est à l'hygiène, à un air pur, à un bon régime, à une bonne alimentation, à un bon climat qu'il faut avoir recours pour combattre cette terrible maladie, et il ajoute que le fer, l'iode et le *soufre* sont essentiellement *nuisibles*.

Nous ne craignons pas d'affirmer que les temps ne sont pas éloignés où l'on cessera d'envoyer les malheureux tuberculeux, je ne dis pas dans les Pyrénées, car là, comme dans tous les pays alpestres tempérés, ils trouveront un air pur, léger, embaumé par les émanations balsamiques et aromatiques; ils y trouveront toujours un air oxygéné et électrisé; mais je dis que les temps approchent où l'on n'enverra plus ces fébricitants aux sources sulfureuses, qu'elles soient froides ou qu'elles soient chaudes.

Depuis plus de dix-huit ans, j'ai été presque seul à proclamer ces idées, appuyées sur des faits caractéristiques, appuyées surtout sur l'expérimentation et sur la tradition.

Dans une discussion qui eut lieu sur ce sujet à la Société d'hydrologie en 1867, la *Médecine officielle des Eaux-Bonnes*, pressée par notre argumentation, a fini par nous faire ce tardif aveu : *Oui, les Eaux-Bonnes font cracher le sang aux phthisiques, et c'a été une grande faute de le cacher. On a fait plus de tort à ces eaux que si on eût fait connaître cet accident plus tôt*. Mais on s'empresse d'ajouter avec une incomparable bonhomie : *Les malades ne s'en portent que mieux après.* (Voyez *Union médicale*, 1867.) Or, quiconque s'est donné la peine de descendre une seule fois dans les ampithéâtres et de pratiquer l'ouverture de la poitrine d'un phthisique mort d'hémoptysie, et le cas n'est pas rare, constate deux choses : la première, c'est que tout l'arbre respiratoire est rempli de sang, partie liquide, partie solide et fouetté d'air ; la seconde, c'est que le poumon, dans l'un de ses lobes ou de ses lobules, est le siége d'une extravasation de sang qui enveloppe les masses tuberculeuses ou en baigne les cavernes. Or, je le demande, à qui persuadera-t-on que, pour résorber ce liquide épanché, il ne faut pas que la nature se livre à un travail inflammatoire pérituberculeux, travail qui aura pour conséquence inévitable d'entraîner dans son tourbillon fébrile ces mêmes masses qui tout à l'heure sommeillaient pour ainsi dire, et qui vont participer à ce travail partiel, il est vrai, mais qui n'en a pas moins pour conséquence leur ramollissement. Que ceux qui croient guérir leurs phthisiques en leur faisant cracher le sang continuent à les envoyer aux Eaux-Bonnes; pour nous, nous ne suivrons pas de pareils errements. Est-ce à dire que tous les tuberculeux qui se dirigent vers les Pyrénées, et il y en a beaucoup, reviendront dans une situation plus grave? Assurément non, mais ils se porteront d'autant mieux qu'ils boiront moins de ces eaux, car là, comme dans les montagnes de l'Auvergne, ils auront le bénéfice de cet excellent air des montagnes si propice surtout aux malades dont nous nous occupons et auxquels les chaleurs torrides de la plaine sont si contraires pendant l'été. Ainsi la caractéristique de la médication par les eaux sulfureuses est la suivante : congestion des poumons, action substitutive sur les tubercules pulmonaires. Or, la médication substitutive n'a rien à faire, pas plus contre le tubercule que contre le cancer ; je me trompe, et personne ne me contestera que, meurtrière contre ce dernier, elle doit l'être encore bien plus contre le tubercule.

Tel n'est pas le mode d'action des eaux du Mont-Dore : tandis que les Eaux-Bonnes centralisent en quelque sorte les mouvements fluxionnaires sur les organes respiratoires, celles-ci les décentralisent, et, à ce titre, elles conviennent, ou plutôt elles sont applicables à toutes les périodes de la maladie, mais avec des modifications importantes dans la manière d'être administrées. Ces effets ne sont point d'observation récente ou moderne, mais ils datent presque de l'époque de la découverte des sources, comme on peut s'en convaincre en lisant Sidoine-Apollinaire, cet ancien évêque dont la maison de campagne était située près du village du Mont-Dore, et qui, à la fin du ve siècle, écrivait en parlant de ces eaux, ces mémorables paroles : ***Phthisiscentibus**, languidis medicabiles, piscina delectat;* et à une époque plus rapprochée de nous, écoutons ce que répétait sans cesse l'une des plus grandes autorités médicales de Lyon, le Dr Viricel, mort il y a quelques années : « Rien ne m'ôtera de l'esprit qu'il y a quelque chose de spécifique dans ces eaux contre la phthisie, et il ajoutait : « *J'ai vu des guérisons qui m'ont étonné plus que je ne saurais le dire.* » Voilà le titre de noblesse de ces thermes, et depuis cette époque reculée, l'observation de chaque jour nous montre encore qu'elles occupent sans contredit le premier rang à l'endroit de la cure de la maladie de poitrine.

Nous ne pouvons mieux faire que de renvoyer, pour ce qui concerne ce dernier sujet, au mémoire que nous avons présenté à la Société d'hydrologie, sous ce titre : *Nouvelles recher-*

ches sur l'action curative des eaux du Mont-Dore dans la phthisie pulmonaire, **Paris, 1865**, *Gazette médicale*.

Enfin, et c'est par là que nous terminons cet important sujet, nous ne croyions pas être si près de notre triomphe : L'*eau d'Eaux-Bonnes*, dit M. Pidoux (ÉTUDES GÉNÉRALES ET PRATIQUES SUR LA PHTHISIE, in-8°, 1873), *stimule les bronches, congestionne les poumons, allume la fièvre*, etc. !!!

I. — Asthme.

Il ne nous resterait plus à parler que de l'asthme, si tout le monde ne savait que, parmi les formes de cette affection susceptibles d'être modifiées ou guéries par les eaux minérales, le Mont-Dore jouit encore ici d'une spécialité d'action qu'aucun autre établissement ne saurait lui disputer ; il suffit, pour s'en convaincre, de faire le dénombrement des nombreux asthmatiques qui se rendent chaque année sur ces lieux ; or, on n'a pas longtemps recours à un remède qui, s'il ne guérit que quelquefois, soulage du moins très-souvent.

Le but que poursuit l'hydrologie moderne, c'est de chercher à spécialiser le plus possible et à jeter çà et là des points lumineux destinés à éclairer les générations qui nous suivent. Or, dans les formes d'asthmes compliquées de catarrhe pulmonaire, les eaux sulfureuses trouvent souvent leur indication, parce qu'elles combattent efficacement le catarrhe, alors surtout que la médication d'Auvergne a échoué ; il n'en est plus de même dans les asthmes purement nerveux, les sulfureuses sont formellement contre-indiquées.

Ainsi, pour combattre les maladies de l'appareil respiratoire, nous avons, en France, le Mont-Dore d'une part et les nombreuses sources sulfureuses d'autre part ; et d'après les détails dans lesquels nous sommes entrés, le médecin pourra éviter à ses malades des voyages et des déplacements dangereux ou inutiles, en attendant que le temps et des observations ultérieures confirment ou infirment nos résultats ; car, comme le dit Helvétius, « *dans tout ce que nous avons dit, nous n'avons cherché que le vrai, non pas seulement pour l'honneur de le dire, mais parce que le vrai est utile aux hommes.* »

Clermont, typ. Mont-Louis.

CLERMONT, IMPRIMERIE MONT-LOUIS.

www.ingramcontent.com/pod-product-compliance
Ingram Content Group UK Ltd.
Pitfield, Milton Keynes, MK11 3LW, UK
UKHW020408220726
13923UKWH00004B/1811

9 782019 293802